INSTRUCTION

SUR

LE VERTIGE ABDOMINAL,

OU

L'INDIGESTION VERTIGINEUSE DES CHEVAUX,

Les caractères auxquels on peut reconnaître cette maladie, les moyens de la prévenir et de la combattre ;

Par F. H. GILBERT,

Professeur vétérinaire, Membre d'Agence de la Commission d'Agriculture et des Arts :

IMPRIMÉE PAR ORDRE DE LA COMMISSION EXÉCUTIVE D'AGRICULTURE ET DES ARTS.

A PARIS,

DE L'IMPRIMERIE DE LA RÉPUBLIQUE.

Vendémiaire, an IV.

INSTRUCTION

SUR

LE VERTIGE ABDOMINAL,

OU

L'INDIGESTION VERTIGINEUSE

DES CHEVAUX,

Par F. H. GILBERT,

Professeur vétérinaire, Membre d'Agence de la Commission d'Agriculture et des Arts :

NOUS touchons à l'époque qui, les deux années précédentes, et sur-tout la dernière, vit éclore sur les chevaux une maladie désastreuse, qui dévasta les postes, les messageries, les relais, les dépôts militaires et un nombre très-considérable d'exploitations, tant rurales qu'industrielles. Ce fléau exerce ses ravages d'autant plus impunément, que, le confondant avec une autre maladie très-différente, mais dont il emprunte le caractère le plus saillant, les maréchaux et autres guérisseurs lui appliquent un traitement qui le rend presque toujours infailliblement mortel.

A

L'exposé que je vais faire des signes qui le caractérisent et le distinguent de toutes les maladies avec lesquelles il a quelqu'analogie, préviendra une confusion aussi funeste, qu'achèvera d'écarter le détail des désordres qu'il produit intérieurement : dans les circonstances qui le précèdent et l'accompagnent, je rechercherai celles qui peuvent favoriser son développement. Ces données une fois acquises, il ne doit pas être très-difficile d'indiquer les moyens les plus propres à le prévenir et à le combattre avec avantage.

I.

Signes distinctifs du Vertige abdominal.

QUOIQUE cette maladie n'existe aux yeux de presque tous ceux qui soignent les animaux, qu'à l'époque de son invasion, il est certain cependant qu'elle s'annonce quelques jours auparavant par des signes qu'il est d'autant plus essentiel de connaître, que les secours ne sont si souvent infructueux, que parce qu'ils sont appliqués trop tard. On peut donc diviser les symptômes de cette maladie, en symptômes *précurseurs*, en symptômes de l'*invasion*, en symptômes de l'*état*, et en symptômes de la *terminaison*.

II.

Signes précurseurs.

DEUX ou trois jours avant que la maladie

éclate, l'animal paraît manger plus lentement ; presque toutes ses bouchées sont interrompues par un intervalle d'une minute, d'une demi-minute, pendant lequel il semble se recueillir comme s'il écoutait attentivement ; de temps en temps il regarde son flanc, frappe du pied, et remue la queue, ce qui indique des tranchées qui ne se montrent que par accès très-courts, après lesquels le cheval paraît dans son état ordinaire (1) ; bientôt il refuse l'avoine et mange assez bien, quoique plus lentement, le foin, la paille, le son qu'on lui présente.

Attelé à la charrue ou à la voiture, on le voit tirer mollement ; il sue beaucoup plus facilement qu'à l'ordinaire, il traîne ses jambes plutôt qu'il ne les lève ; sa bouche est sèche, et sa langue chargée d'une matière blanche, limonneuse.

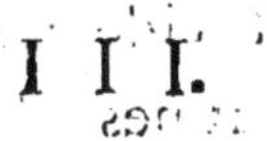

III.

Signes de l'invasion.

L'INVASION s'annonce par la tristesse de l'animal, par le bâillement continuel, par la faiblesse qui devient extrême, au point qu'il chancelle en marchant, et ne peut soutenir son corps dans

(1) Cette observation a été faite plusieurs fois par le C.en *Lécuyer*, artiste vétérinaire très-instruit, établi à Étampes, qui, l'année dernière, traita avec succès un grand nombre de chevaux attaqués de cette maladie, sur laquelle il m'a fourni des renseignemens précieux.

le repos, qu'en rapprochant ses quatre jambes; par le refus absolu de toute espèce d'aliment, tant solide que liquide; par le poids de la tête qu'il porte basse, et quelquefois entre les jambes; par la prominence des yeux, leur égarement, la dilatation considérable de la pupille, la couleur variée de jaune et de rouge de la cornée opaque, vulgairement connue sous le nom de blanc de l'œil (1).

Cette couleur jaunâtre se montre aussi sur les lèvres.

La membrane pituitaire est blafarde, décolorée.

Une humeur blanche, visqueuse, écumeuse, coule abondamment par la bouche, dont elle tapisse toutes les parties.

Le pouls est lent, faible, et quelquefois très-rare; l'artère maxillaire sur laquelle on l'interroge, paraît assez souvent vide de sang.

Les urines sont jaunes, huileuses, quelquefois très-rouges.

La fiente réfléchit la même couleur; elle est quelquefois recouverte d'une pellicule blanchâtre.

Les extrémités antérieures sont celles qui annoncent le plus de faiblesse; on les voit souvent se

---

(1) Cette remarque est due, ainsi que beaucoup d'autres, à un très-bon observateur, le C.[en] *Costel*, qui, l'année dernière, traita cette maladie avec un zèle qui faillit lui devenir funeste, et qui a entrepris la tâche bien intéressante d'éclairer l'une par l'autre, la médecine des hommes et celle des animaux.

dérober sous le poids du corps, et leurs articulations font entendre dans leur mouvement un cliquetis très-remarquable.

IV.

Signes de l'état.

C'EST ordinairement vingt-quatre heures après l'invasion, que la maladie commence à être dans son état; alors la pesanteur et l'absorbement paraissent portés au dernier point; la respiration devient profonde et peu développée; on voit quelques chevaux la retenir quelque temps pour se soustraire à la douleur qu'elle leur fait éprouver; bientôt le cheval ne voit plus, c'est en vain qu'on veut le faire reculer; il appuie sa tête sur les bords ou sur le fond de la mangeoire; il remue la mâchoire comme s'il mangeait; on aperçoit un mouvement convulsif dans tous les muscles de la face; les narines se dilatent et se resserrent convulsivement; la langue est alternativement, ou pendante ou retirée au fond de la bouche.

Le pouls alors, de petit qu'il était, devient grand, développé, accéléré.

Tous les muscles du corps éprouvent un spasme violent; les yeux deviennent fixes et troubles; la respiration paraît de plus en plus laborieuse; la bouche se remplit d'écume qui coule abondamment; la peau est extrêmement sèche; l'animal donne des signes de fureur ; il prend avidement entre les dents sa litière, et l'y retient long-temps ; il pousse avec violence tous les corps qui l'environnent, soit avec la tête, soit avec le poitrail ; il éprouve le plus souvent des envies de vomir qu'on ne peut méconnaître ; il saisit la mangeoire avec ses dents comme les tiqueurs ; il s'efforce de donner à son encolure et à sa tête la direction horizontale qui peut favoriser la sortie de l'air contenu dans l'estomac : l'air, en se dégageant, fait entendre un bruit aigu et plaintif (1) ; celui retenu dans l'estomac et les intestins, produit un bourdonnement qui frappe l'oreille à une assez grande distance. On entend aussi les coups violens que le cœur frappe contre les côtes ; cette crise se termine par une sueur plus ou moins abondante.

---

(1) C'est par erreur qu'on croit généralement que le bruit convulsif que font entendre les chevaux tiqueurs, est produit par l'air qui entre dans l'estomac, et que c'est lui qui est la cause de ce *grouillement tumultueux* qu'on entend si souvent dans le ventre des chevaux tiqueurs, et auquel on donne le nom de *borborigmes*, ainsi que des vents qu'ils rendent toujours en grande quantité par l'anus. Les vents, les borborigmes et les hoquets tiennent à la même cause, à la faiblesse de l'estomac qui, remplissant mal ses fonctions, est bientôt distendu par l'air qui se dégage tumultueusement des alimens qui y séjournent trop long-temps. Ce n'est que par cette position horizontale et cet effort convulsif que le cheval parvient à triompher de l'obstacle que la nature a mis à l'entrée de son estomac, pour empêcher le retour des alimens.

Quelques heures après qu'elle est dissipée, l'animal paraît rendu à son état ordinaire; mais vingt-quatre heures après il éprouve un second accès plus violent que le premier : il survient quelquefois à cette époque un engorgement aux extrémités postérieures qui, lorsqu'il est bien traité, peut être regardé comme une crise favorable.

V.

Signes de la terminaison.

LORSQUE la sueur qui succède au second accès a été très-abondante, le cheval est pour l'ordinaire sauvé; il se rétablit assez promptement. Si, au contraire, la crise a été incomplète, elle est suivie d'une troisième, vingt-quatre à trente heures après, qui est beaucoup plus alarmante que les premières : l'animal tombe comme une masse; il fait pour se relever des efforts inutiles; il se retourne d'un côté sur l'autre; son corps se couvre d'une sueur brûlante, à laquelle succède un froid général; la peau devient sèche et aride, tous les poils se hérissent; le cheval ouvre la bouche, comme s'il ne pouvait respirer par les narines; le pouls devient petit, faible, mou; tous les mouvemens convulsifs cessent, et bientôt l'animal meurt, pour l'ordinaire vers le cinquième ou le sixième jour après l'invasion.

Il arrive quelquefois cependant que la maladie

est si violente, qu'elle parcourt tous ses périodes en bien moins de temps, et même en vingt-quatre heures. Peu d'heures après l'invasion, le cheval éprouve un accès qui se termine par la mort. On a observé que les individus affectés à ce point, hennissent continuellement, et qu'ils ont presque toujours le membre hors du fourreau.

Il est essentiel de remarquer que depuis l'invasion de sa maladie jusqu'à la terminaison, le cheval éprouve une constipation qui résiste souvent à tous les moyens qu'on emploie pour la faire cesser.

V I.

Altération intérieure aperçue à l'ouverture des animaux morts du Vertige abdominal.

Ouverture de la tête.

LES vaisseaux sanguins des membranes du cerveau paraissent un peu distendus par le sang qu'ils contiennent. La substance du cerveau présente aussi quelques traces d'inflammation; les grands ventricules contiennent plus de sérosité que dans l'état de santé.

On trouve l'os ethmoïde et les cornets du nez noirs et cariés dans les chevaux dont la maladie a été suivie d'une mort très-prompte. Ces parties ne sont point affectées ou ne le sont que légèrement dans ceux qui, avant de périr, ont passé par tous les périodes de la maladie.

Toutes les parties de l'arrière-bouche offrent un caractère d'inflammation qui se propage jusqu'à la trachée-artère que remplit une écume jaunâtre, et dont la membrane qui la tapisse intérieurement, réfléchit une couleur jaune assez souvent variée de noir.

Ouverture de la poitrine.

La plèvre est souvent adhérente aux côtes; la substance musculaire du cœur est décolorée, blafarde, et presqu'entièrement dépourvue de sang qu'on trouve accumulé dans les vaisseaux des parties antérieures du corps, tandis que ceux des parties postérieures en sont, pour ainsi dire, absolument privés. Ce sang est noir, décomposé, et les vaisseaux qui le contiennent paraissent variqueux.

Les deux ventricules sont remplis d'une humeur lymphatique jaune, compacte, humeur que l'on trouve aussi dans les oreillettes ainsi que dans les canaux tant artériels que veineux, qui partent de ce viscère.

Le péricarde est rempli d'un sang dissous et quelquefois d'une sérosité légèrement teinte en rouge, qu'on trouve aussi épanchée dans toute la cavité de la poitrine.

Les poulmons sont toujours flétris, et assez souvent échimosés.

Ouverture de l'abdomen.

L'estomac est beaucoup plus distendu que dans

l'état de santé. Sa partie droite est constamment enflammée tant à l'intérieur qu'à l'extérieur. Il contient le plus souvent une grande quantité d'alimens mal élaborés et rangés couche par couche dans l'ordre de leur déglutition ; ils sont souvent coiffés d'une pellicule blanchâtre ou détachée de la membrane épidermoïde, ou produite par le dessèchement du suc gastrique.

Il arrive quelquefois que les alimens sont bien digérés dans l'estomac, mais alors on les trouve durs et desséchés dans les intestins, dont la membrane interne est détachée et adhérente aux alimens qu'ils contiennent.

Tout le canal intestinal offre des marques très-sensibles d'inflammation, mais qui le sont bien davantage dans les intestins grêles, et sur-tout dans le jejunum qu'on trouve quelquefois resserré considérablement, et d'autres fois envaginé, comme dans les coliques de *miserere*.

Les gros intestins sont quelquefois gangrenés dans une partie assez considérable de leur étendue ; l'inflammation se montre également dans tout le trajet du mésentère, ainsi que dans l'épiploon ; toutes les glandes mésentériques sont plus ou moins engorgées.

Assez souvent les intestins sont flétris et ridés comme s'ils avaient macéré dans un fluide acide.

Le foie est ou brûlé ou sphacélé. La rate contient un sang épais et noir.

Les reins sont souvent enflammés aussi bien que la vessie qu'on trouve presque toujours pleine d'une urine jaune, huileuse et mêlée de flocons puriformes.

On trouve souvent dans la cavité de l'abdomen un épanchement de sang dissous de la même nature que celui trouvé dans la capacité de la poitrine.

Les muscles de l'abdomen sont toujours plus ou moins enflammés.

Il est au reste nécessaire de remarquer que lorsque l'animal est emporté en peu de temps, les effets du mal sont bien plus sensibles sur le cerveau que sur les viscères de l'abdomen où réside la cause, tandis qu'on observe le contraire dans ceux qui périssent après avoir parcouru tous les périodes de la maladie.

V I I.

Conclusion des articles précédens.

LES symptômes et les altérations intérieures que je viens de décrire, ne permettent pas de méconnaître les effets d'une indigestion dont le principe remonte toujours à une époque plus ou moins reculée, et qui ne s'est formée que peu-à-peu, et par gradation.

L'air, dont on entend le bruit presque continuel

dans les intestins, celui qui sort avec explosion par l'anus, celui que l'animal s'efforce de rendre par la bouche, les envies bien prononcées de vomir, les tranchées momentanées, le bâillement, l'état inflammatoire de tous les viscères, l'état des alimens dans l'estomac ou les intestins, ne peuvent laisser aucun doute à cet égard.

L'assoupissement, le délire, le vertige, bien loin d'affaiblir cette opinion, viennent au contraire la fortifier. Qui ne sait pas en effet que les nerfs jouent le plus grand rôle dans les phénomènes de la digestion? qui ne connaît pas l'influence de la nature des esprits animaux sur la dissolution et la chilification des alimens! qui n'a pas été frappé cent fois des rapports intimes qui existent entre l'estomac et la tête!

Il est d'ailleurs facile de concevoir que, distendus par les alimens qu'ils contiennent en grande quantité, l'estomac et les intestins doivent comprimer le diaphragme, annuller en quelque sorte les fonctions du foie, de la rate et des gros vaisseaux artériels et veineux. Ainsi suspendu dans son cours, le sang doit nécessairement se porter vers la tête et comprimer le cerveau; il doit produire l'engorgement des vaisseaux du cou et de la tête, enflammer les yeux, donner lieu enfin à des états apoplectiques, comateux, vertigineux.

Rien de si ordinaire que ces effets de l'indigestion dans l'homme; et les victimes des méprises des gens de l'art dans ces sortes de cas, ne sont pas en petit nombre.

Est-il donc étonnant que les maréchaux accoutumés à confondre les maladies les plus distinctes, n'aient pu distinguer jusqu'ici le vertige *essentiel* d'avec le vertige *symptomatique*, et qu'ils ajent tué un si grand nombre de chevaux en appliquant à l'un et à l'autre le même traitement.

On se garantira du danger de prendre le change sur ces maladies, si l'on observe que dans le vertige essentiel, l'accès vertigineux n'est presque jamais précédé d'aucun autre symptôme maladif, tandis que dans le vertige symptomatique on peut, avec un peu d'attention, prévoir la maladie plusieurs jours avant son invasion, qui, le plus souvent, n'est elle-mêmesuivie du vertige que vingt-quatre, trente-six, quarante-huit heures après, et quelquefois plus long-temps encore ; ce qui ne permet pas de douter que le vertige n'est pas dans ce cas la maladie, mais seulement un de ses effets : on ne doit pas plus regarder ce vertige comme la maladie essentielle, qu'on ne regarde dans l'homme, comme la maladie essentielle, les accès de vertige et de phrénésie qui accompagnent si fréquemment les fièvres malignes.

Pour peu qu'on ait l'habitude d'interroger le pouls, son caractère fournit un moyen assuré de distinguer le vertige essentiel du vertige symptomatique, ou, si l'on veut, le vertige qui tient à l'altération des fonctions de l'estomac et des intestins, de celui qui reconnaît toute autre cause (1).

Dans l'essentiel le pouls est dur et plein; il est faible, petit, mou, concentré dans le vertige abdominal.

La couleur jaune, qui dans ce dernier teint quelquefois les lèvres, le tour des yeux, les gros excrémens et les urines, est encore un caractère qui, n'appartenant qu'à lui, peut très-bien servir à le distinguer du vertige qui ne provient pas de l'altération des organes digestifs : cette teinte de jaune n'existe au reste que dans les chevaux dont l'indigestion vertigineuse est compliquée de la fièvre bilieuse, ce qui est bien plus commun qu'on ne le croit communément.

Ceux qui croient qu'une indigestion est toujours l'effet d'une trop grande quantité d'alimens provenus trop rapidement dans l'estomac, et qui ne voient d'autres causes de cet accident que la

(1) Il est en effet très-possible, et je ne suis point éloigné de le croire, qu'il n'existe point de vertige qu'on puisse rigoureusement appeler *essentiel*, peut-être n'en est il aucun qui ne soit le symptôme d'une autre maladie; ce n'est donc que pour ne pas trop m'écarter des divisions qui ont été établies par les médecins les plus célèbres, que je semble adopter celle-ci. Ce qu'il importe essentiellement, c'est de marquer avec précision les différences qui distinguent le vertige qui provient d'un dérangement dans les premières voies, de celui qui est le produit de toute autre cause.

gloutonnerie de quelques individus, auront sans doute de la peine à reconnaître cette maladie dans une affection générale et épizootique ; mais cette difficulté n'arrêtera point ceux qui savent que souvent c'est bien moins la quantité des alimens qui cause l'indigestion que leur qualité ; qu'elle tient bien plus souvent encore à l'altération des organes digestifs, ou à la perversion des humeurs qu'ils séparent, altérations qui peuvent être dues, et qui le sont effectivement très-fréquemment, à des causes générales.

VIII.

Causes de l'indigestion vertigineuse.

Pour peu qu'on se rappelle les circonstances qui ont précédé l'invasion de cette maladie, il n'est pas difficile d'y apercevoir les causes qui l'ont produite.

La rareté extrême des chevaux a obligé de doubler le travail de ceux qu'on a pu conserver, en même temps que la rareté des fourrages a forcé de retrancher une partie considérable de la ration, et assez souvent même la totalité de celle d'avoine : il ne faut que les premières notions des diverses opérations de la digestion, de la chilification et de la nutrition, pour reconnaître les effets funestes qu'a dû produire sur les organes digestifs, cette double cause agissant simultanément, et amenée le plus souvent subitement.

Cette excessive pénurie des nourritures en a fait employer d'extraordinaires, et même beaucoup d'altérées qu'on eût consacrées à la litière dans des temps moins disetteux : on a sur-tout substitué à l'avoine, qu'on ne pouvait se procurer, de grandes quantités de son, de toutes les substances qu'on donne aux chevaux la plus indigeste, la plus prompte à entrer en fermentation, qui fait périr journellement un nombre infini de chevaux, et qui, cette année et la précédente, ayant été exactement dépouillée des particules de farine qui pour l'ordinaire restent adhérentes à l'écorce, n'offre à l'estomac qu'une surcharge incommode (1).

Quelque dangereux que puissent être les effets d'une réduction subite des rations pour des animaux dont on augmente en même temps les déperditions par des travaux excessifs, il est certain cependant que c'est bien moins à cette réduction qu'à l'augmentation de nourriture qui lui a succédé sans transition, qu'est dû l'accident qui nous

(1) Le son dépouillé exactement des parcelles de farine, est inattaquable par les sucs digestifs. Qu'on lave du son jusqu'à ce qu'il ne blanchisse plus l'eau ; qu'on le fasse sécher ; qu'après l'avoir pesé, on le donne à un cheval qui n'en aura pas mangé pendant plusieurs jours ; qu'on recueille ensuite tous les crottins ; qu'on les lave pour en séparer le son, qu'on fera sécher, on trouvera certainement et le poids et les qualités qu'il avait avant d'avoir été avalé.

occupe.

occupe. A peine la récolte fut-elle achevée, les deux années précédentes, qu'on s'empressa de rendre aux chevaux la ration qu'on leur avait retirée. Combien même de cultivateurs, de maîtres de poste et autres, ne s'imaginèrent-ils pas qu'ils répareraient les mauvais effets de l'inanition en portant la ration au delà de la mesure ordinaire! Ajoutons à cela que les palefreniers, postillons, garçons de charrue, jaloux d'avoir des chevaux bien gras, bien brillans, enchérissent presque toujours sur les intentions du propriétaire, et n'oublient jamais de forcer la mesure (1).

Je ne m'amuserai pas à décrire ce qui doit nécessairement se passer dans des estomacs qui,

(1) Je ne connais guère d'erreur plus générale et plus funeste que l'opinion où l'on est, que la vigueur des animaux de travail est en raison des alimens qu'ils consomment. Il en est des animaux comme des hommes; les plus forts, les plus ardens à l'ouvrage ne sont assurément pas ceux qui mangent le plus, et les alimens les plus délicats. On oublie toujours que ce qui nourrit et fortifie, ce n'est pas ce que l'on mange, mais bien ce que l'on digère : les Anglais qui, pour la conduite des animaux, nous laissent bien loin derrière eux, les Anglais ne donnent guère à leurs chevaux de charrue et de transport que la moitié de la ration d'avoine que nous donnons aux nôtres; leurs chevaux sont aussi moins gras, mais c'est une qualité de plus à leurs yeux : ils ont observé que la force est toujours en raison inverse de la graisse, qu'ils réservent pour les animaux destinés à la boucherie : aussi, dans ceux-ci, la portent-ils à un point dont nous ne nous faisons pas même d'idée. Je laisse à penser de quel côté se trouve la raison.

accoutumés à ne s'exercer que sur une petite quantité d'alimens, sont forcés tout d'un coup d'agir sur une masse infiniment plus considérable, et souvent d'autant plus difficile à dissoudre, que les chevaux frustrés depuis long-temps de la nourriture qui leur plaît davantage, ne se donnent pas la peine de la mâcher et l'absorbent en quelque sorte plutôt qu'ils ne la mangent. Aussi a-t-on observé que les chevaux affectés les premiers, et qui l'ont été le plus violemment, étaient toujours ceux qui mangeaient avec le plus d'avidité, ceux qui avaient le plus souffert de la disette, ceux qui étaient exposés à rester long-temps sans manger. C'est ainsi que la perte la plus considérable est tombée sur les chevaux de poste, sur ceux revenus des armées, &c. &c.

Une autre cause qui seule eût suffi peut-être pour produire une maladie aussi désastreuse, est venue se joindre à celles que je viens d'indiquer, c'est l'emploi de fourrages trop nouveaux, consommés avant d'avoir *jeté leur feu*, pour me servir de l'expression consacrée, quelque impropre qu'elle soit dans le fait.

Je ne chercherai pas à expliquer comment les substances, soit herbacées, soit séminales, produisent sur l'économie animale des effets dangereux, lorsqu'on les emploie immédiatement après la récolte. Cette explication pourrait être l'objet d'une dissertation, qu'il serait plus facile de rendre très-savante que très-utile. Il suffit que le fait soit bien constaté ; or, je ne crois pas qu'il en soit un seul à l'appui duquel on puisse apporter un plus grand nombre de preuves.

Les préparations qu'on donne au pain fait avec des grains récemment récoltés, la cuisson qu'il subit, ne peuvent lui enlever si parfaitement cette propriété dangereuse, qu'il n'ait très-souvent donné lieu à des maladies très-graves, qu'on prévient en passant au four ou dans des étuves les grains qu'on veut employer immédiatement après la récolte.

Si la fermentation, si le feu ne peuvent détruire entièrement cette cause maladive, avec quelle activité ne doit-elle pas agir dans les grains ou les fourrages qui n'ont point passé par ces préparations épuratoires! Aussi voit-on, sur-tout dans les années humides, les volailles, les pigeons, et généralement toutes les espèces d'animaux qui ont mangé beaucoup de grains nouveaux, éprouver des mortalités désastreuses.

Si l'on fait attention que, relativement aux avoines, toutes les années sont humides, du moins dans la plus grande partie des pays de grande culture où est établie généralement la pratique funeste de ne les serrer que lorsqu'elles ont été mouillées, on ne sera pas étonné des effets qu'elles produisent sur les chevaux, auxquels on les présente avant qu'elles aient perdu et leur eau de végétation et celle qu'elles ont absorbée en *javelant* (1).

Il est encore facile de sentir que ces effets doivent être d'autant plus dangereux, que les grains sont plus éloignés de l'époque de leur maturité lorsqu'on les abat. Or, dans tous les pays où est usité le funeste et mille fois funeste javelage, on a la manie de croire qu'il n'y a point d'inconvénient à faucher les avoines encore vertes; qu'elles mûrissent sur la terre en javelant, tandis qu'elles y pourrissent le plus souvent, qu'elles y éprouvent du moins un commencement de fermentation putride, qui les fait rejeter par plusieurs chevaux, qui les ferait rejeter par tous, s'ils avaient le choix de leur nourriture; qu'on ajoute encore que les deux années dernières et celle-ci, la rareté extrême de l'avoine n'a pas même permis d'attendre le point de maturité imparfaite qui dans les années ordinaires détermine l'époque de la récolte.

Si l'on prend la peine de calculer les effets qu'ont dû produire des alimens ainsi viciés, donnés tout d'un coup en abondance à un animal exténué par une longue inanition, accumulés dans des estomacs affaiblis, épuisé et par la qualité des

---

(1) Javeler, dans les pays de grande culture, c'est laisser les avoines, et quelquefois même les fromens sur la terre, après qu'ils sont coupés, jusqu'à ce qu'ils aient reçu une pluie. Il existe en agriculture peu de pratiques aussi funestes que le javelage; mais la routine, la routine...!

nourritures et par leur petite quantité, on ne sera certainement pas tenté de chercher d'autres causes à l'indigestion vertigineuse qui a fait périr tant de chevaux.

S'il pouvait rester quelques doutes à cet égard, il suffirait, pour les dissiper, de se rappeler quels sont les citoyens qui ont éprouvé les pertes les plus considérables ; on verrait que ce sont ceux qui, s'étant trouvés au dépourvu de fourrages anciens, se sont vus forcés d'en faire consommer de nouveaux immédiatement après la récolte ; que ce sont ceux qui ont diminué les rations, en même temps qu'ils ont augmenté le travail. C'est ainsi, par exemple, que le relais de Montdesir, qui fait le double service d'Étampes et d'Étrechy, et qui s'est vu forcé d'employer des avoines nouvelles aussitôt qu'il a été possible de les battre, a perdu vingt-cinq chevaux, tandis que la poste d'Étampes qui était fournie de fourrages et d'avoine de la récolte précédente, et qui n'a qu'un relais, n'a perdu qu'un seul cheval. Combien de faits semblables ne pourrais-je pas rapporter à l'appui de l'opinion que je viens d'émettre sur les causes de ce désastre, s'il était possible qu'elle eût besoin d'être étayée de nouvelles preuves ?

I X.

Traitement préservatif.

LES causes de l'indigestion vertigineuse bien

connues, il est tout simple que le premier, le plus sûr de tous les préservatifs, c'est de les éviter; il faut donc ne point soumettre ses chevaux à un travail qui excède leurs forces; il faut leur donner toujours à-peu-près la même ration, et autant qu'il sera possible, éviter l'emploi des fourrages trop nouveaux, se méfier sur-tout des effets du son, toujours disposé à fermenter, et qui nourrit très-peu, et même point du tout, quand il est entièrement dépourvu de farine.

Je sais bien qu'on m'objectera qu'il est bien aisé de donner de pareils conseils; que chacun sait fort bien que les fourrages d'une année valent mieux que ceux qui viennent d'être récoltés, mais qu'on ne se sert des derniers qu'au défaut des premiers, et pour ne pas laisser mourir de faim les animaux.

Je réponds que, dans ce cas, il est des moyens d'affaiblir le danger des fourrages trop nouveaux.

Le foin doit être mouillé légérement avec de l'eau dans laquelle on aura fait dissoudre une demi-livre de sel par chaque seau de huit à dix pintes.

On ne donnera jamais le foin pur, mais toujours mêlé avec de la paille.

L'avoine trop nouvelle sera aussi aspergée avec de l'eau saturée de sel. On préférera de la donner *en grappe*, c'est-à-dire, sans être battue; et pour être sûr de la quantité qu'on donnera de cette manière, il faut battre quelques gerbes, et peser ou mesurer le produit ; on saura alors combien chaque gerbe rendra de grain, et on ne craindra plus que la ration ne soit ou trop forte ou trop faible.

A moins que les animaux ne soient échauffés, on leur fera boire l'eau très-fraîche ; celle qui est chaude relâche les fibres de l'estomac, et atténue les forces digestives.

Si l'on a la facilité de faire baigner les chevaux dans l'eau froide, il ne faut pas négliger ce secours, il est très-puissant ; le bain froid soutient le ton de l'estomac ; il le lui rend même souvent lorsqu'il l'a perdu.

Il est aisé de sentir qu'une écurie trop étroite, trop basse, trop fermée, trop chaude en un mot, produit un effet tout contraire, et doit seconder puissamment les causes de l'indigestion vertigineuse.

Je ne sais rien de plus propre à y contribuer encore, que l'usage où l'on est dans les postes de faire courir les chevaux immédiatement après qu'ils ont mangé. Autant un exercice doux et modéré concourt puissamment à la digestion, autant un exercice violent contribue à la déranger.

Si l'on n'a pas pu prendre ces précautions, ou qu'on en ait ignoré la nécessité, et que déjà on reconnaisse les signes précurseurs de l'invasion, il n'y a pas un moment à perdre : il faut placer sur chacune des deux éminences principales que présente le poitrail, un séton, que l'on chargera d'onguent basilicum, animé avec de l'euphorbe en poudre et des mouches cantharides.

On diminuera d'un tiers au moins la ration de fourrage et d'avoine ; on aspergera l'une et l'autre d'eau salée, comme je l'ai dit ; on mettra l'animal à l'eau blanche, dans laquelle on ne laissera point le son qui aura servi à la blanchir, et on lui fera prendre, pendant plusieurs jours, trois à quatre lavemens par jour, préparés avec des feuilles de mauve, ou de bouillon blanc, ou de seneçon, ou de violette, ou de mercuriale, ou de toute autre plante émolliente.

On s'attachera sur-tout à ce que le pansement de la main soit fait avec beaucoup d'exactitude ; il désobstrue les pores de la peau, et facilite l'évacuation des humeurs excrémenticielles, dont la retenue a souvent une bien plus grande influence qu'on ne le croit sur l'action des organes digestifs.

On ne fera point travailler les chevaux dans lesquels on aura à craindre l'invasion prochaine de cette maladie ; on se bornera à les promener deux fois par jour, une heure le matin et autant le soir, et toujours en main, pour ne les pas fatiguer.

C'est à cette époque sur-tout que le bain froid peut produire les plus heureux effets.

X.

Traitement curatif.

DANS le cas où les moyens préservatifs que je viens d'indiquer n'auraient pas été employés, ou n'auraient pas produit l'effet désiré, ce qui est très-rare, il ne faut pas hésiter à recourir à des moyens plus actifs.

Les alimens non digérés qu'on trouve toujours dans l'estomac ou les intestins, les efforts que fait l'animal pour vomir, les rots, les hoquets qu'il fait entendre, tout annonce que la principale indication à remplir consiste à évacuer les premières voies.

Dans l'homme aucun moyen ne remplit mieux peut-être cette indication que la saignée, aucun ne sollicite aussi promptement le vomissement sans aucune irritation; il en est bien autrement du cheval, dans lequel la structure de l'estomac s'oppose au vomissement. Le relâchement que produit la saignée, bien loin de favoriser l'évacuation de l'estomac, la rend presque toujours impossible; la saignée doit donc rendre les effets de l'indigestion et plus prompts et plus terribles. C'est aussi ce qu'on éprouve journellement; et ce qu'il y a de bien extraordinaire, c'est qu'une expérience constamment funeste n'ait pu faire tomber le bandeau qui couvre les yeux des maréchaux et des autres prétendus guérisseurs; dès qu'ils aperçoivent quelques signes de vertige, il faut saigner, quelle qu'en puisse être la cause ; et quelles saignées ! ils ouvrent les deux jugulaires, les veines de l'éperon, ils coupent la queue ; ils ont enfin pour principe qu'il faut saigner jusqu'à extinction. Si, comme cela arrive presque toujours, l'animal succombe promptement à la suite de cette opération, c'est, disent-ils, parce qu'il n'a pas été assez saigné, ou qu'il l'a été trop tard.

Quel que soit mon éloignement pour la saignée dans une maladie qui reconnaît pour cause prochaine l'affaiblissement des organes digestifs, je reconnais cependant quelques cas qui indiquent la nécessité de cette opération. Alors les yeux sont enflammés, les vaisseaux de la tête et du cou sont prodigieusement gonflés, le pouls est dur, plein, embarrassé, l'animal est lourd, le poids de sa tête entraîne l'encolure. On peut alors saigner; il y a plus, on ne doit point hésiter à le faire, et c'est le caractère du pouls, l'âge, la vigueur de l'animal, la couleur, la consistance du sang, qui peuvent seuls déterminer la quantité qu'on en peut tirer sans inconvénient.

Les circonstances qui admettent la saignée n'étant pas à beaucoup près les plus communes, et ne pouvant être reconnues que par des artistes instruits, je conseille à tous les cultivateurs et autres propriétaires de chevaux, qui sont forcés de se servir des maréchaux ferrans, de leur interdire, dans tous les cas, la saignée qui est indiquée dans un si petit nombre, qu'on doit ne les regarder que comme des exceptions.

L'évacuation par le haut étant impossible dans le cheval, tous les efforts doivent tendre à la déterminer par le bas (1).

Dans une maladie dont les progrès sont si rapides, on sent bien que les évacuans qui agissent le plus promptement sont ceux qu'on doit préférer.

Aucun n'a paru produire d'aussi bons effets que le tartre stibié, connu plus généralement sous le nom d'émétique. L'expérience a prouvé qu'il pouvait être donné au cheval jusqu'à la dose d'une once sans inconvénient; mais il est cependant prudent de ne donner d'abord que la moitié de cette dose dans deux pintes environ d'une infusion de camomille ou de mélilot.

L'émétique remplit à-la-fois plusieurs indications également importantes; non-seulement les secousses qu'il donne à l'estomac, tendent à le débarrasser des alimens qui le surchargent, mais elles y déter-

(1) Plus d'un vétérinaire sourira de cette expression; il croira que j'oublie que les animaux étant dans une direction horizontale, ce qui est *supérieur* dans l'homme, est *antérieur* relativement à eux. Mais outre que dans les animaux même, et sur-tout dans le cheval, la tête est réellement supérieure à toutes les autres parties du corps, cette distinction d'*antérieur* et de *postérieur* devient souvent puérile et ridicule dans ses applications.

minent la bile retenue dans ses réservoirs qu'elles forcent à l'exprimer. Elles tirent les organes de l'état d'atonie et de stupeur dans lequel ils sont tombés, et tendent à diminuer les affections soporeuses.

Le ton que l'émétique procure aux fibres de l'estomac n'étant que momentané, et étant toujours suivi d'un relâchement plus ou moins considérable, il convient d'amener à sa suite les stomachiques aromatiques, telles que les infusions de menthe, d'absynthe, de petite centaurée : les fleurs de camomille et de mélilot rempliront encore assez bien cette indication.

Les infusions de ces mêmes plantes seront données en lavemens deux à trois fois par jour; on ajoutera à chacun une poignée de sel de cuisine, pour les rendre un peu actifs.

Les bains froids, ou si cette ressource est interdite, des douches d'eau froide produisent des effets admirables ; ce qui serait un fort préjugé contre la saignée, si mille et mille exemples de ses effets funestes pouvaient laisser quelques doutes à cet égard.

Je suppose que dès le commencement de la maladie on a passé deux sétons au poitrail ; le temps de l'invasion passé, ils ne produiraient aucun bien, peut-être même feraient-ils du mal.

Il est bon d'observer au reste que ce n'est guère que dans le principe de la maladie qu'on peut se flatter de la combattre avec quelques succès. Plus tard il est dangereux d'administrer intérieurement des médicamens ; pour peu qu'on soulève la tête de l'animal pour les lui faire avaler, il est attaqué d'étourdissemens, il se jette par terre; il éprouve des tremblemens, des sueurs : à cette époque il faut se borner à l'eau blanche, qui produit de bons effets, et aux lavemens légèrement stimulans.

J'ai dit que la nature déterminait quelquefois des dépôts sur les extrémités; il ne faut pas hésiter à scarifier ces engorgemens, qu'on peut regarder comme critiques. On remplira les incisions de plumaceaux chargés d'onguent basilicum animé avec la poudre de cantharide, ou d'euphorbe, ou d'hellébore noir.

Pendant toute la durée de la maladie, l'animal doit être tenu à une diète sévère : il doit avoir continuellement devant lui un seau ou baquet rempli d'eau blanche un peu épaisse.

On ne doit le remettre à la nourriture que peu à peu, et en lui donnant toujours de préférence la plus substantielle et la mieux choisie.

On observera la même gradation dans le travail; autrement on pourrait être assuré d'une rechûte, dont la mort serait l'effet en quelque sorte inévitable.

La sueur étant la crise la plus ordinaire et la plus favorable de cette maladie, le pansement de la main, le bouchonnement, la promenade par un beau temps, sont de tous les moyens les plus propres à en seconder les heureux effets; ils sont bien préférables aux sudorifiques, qui trompent si souvent les espérances de ceux qui les emploient, et ne font très-fréquemment qu'augmenter l'inflammation, qu'on doit chercher à prévenir et à combattre dans cette maladie.

Pendant la convalescence et quelque temps après, il convient, pour redonner aux fibres de l'estomac tout le ton qu'elles ont perdu, de ferrer légèrement l'eau dont on abreuvera l'animal; ce qui se fait en laissant dans l'eau une boule d'acier préparée, jusqu'à ce que l'eau soit légèrement teinte, ou seulement en plongeant dans l'eau des morceaux de fer rougis au feu.

Je ne sais pourquoi ce moyen, dont l'efficacité est si généralement connue dans les maladies de l'homme, provenant de l'atonie des premières voies, est si négligé dans la médecine des animaux, qui le réclame et pour sa simplicité, et pour son économie, et pour la certitude de ses effets.

X I.

Précis analytique de cette instruction.

I.

Le vertige abdominal est le produit d'une indigestion due à l'altération des organes digestifs, ou des humeurs qu'ils séparent, et souvent des uns et des autres à la fois : les tranchées qui précèdent, accompagnent l'invasion, les hoquets, les rots, les envies de vomir, les borborigmes fréquens ne permettent aucun doute à cet égard.

2.

CETTE altération s'est formée peu-à-peu, et peut remonter à une époque très-reculée.

3.

LES causes auxquelles elle est due, sont la trop grande quantité d'alimens qui succède tout d'un coup à une longue privation; les foins et les avoines consommés immédiatement après la récolte et avant qu'ils aient *jeté leur feu;* les déperditions trop considérables causées par un travail excessif, l'exercice violent immédiatement après le repas.

4.

ON prévient la maladie en écartant les causes que je viens d'exposer; et lorsqu'on est forcé d'y soumettre les animaux, en leur passant deux sétons au poitrail, en les baignant tous les jours dans l'eau froide, en les tenant à l'eau blanche, en suppléant, autant qu'on le peut, la quantité des alimens par la qualité, en les aspergeant d'eau salée, en donnant l'avoine en grappe, en mêlant le foin avec de la paille ou autre fourrage.

5.

On la guérit, en s'abstenant sur toutes choses de saigner les animaux, cette opération ne pouvant qu'augmenter le mal, en augmentant le relâchement des organes digestifs auquel il est dû ; on la guérit, en s'empressant d'évacuer l'estomac de tous les alimens qui le surchargent, indication que remplit parfaitement l'émétique donné à grande dose dans une infusion de camomille romaine ou de mélilot; en lui rendant ensuite le ton qu'il a perdu, ce qu'on obtient de l'administration en breuvage de cette même infusion, et en donnant pour boisson ordinaire une eau martiale préparée, soit avec la boule d'acier, soit avec le fer rouge qu'on y plonge.

Si l'on joint à ces secours ceux tirés des lavemens aiguisés avec une poignée de sel, des bains froids, du pansement de la main, de la promenade, de tous les moyens les plus propres à favoriser la transpiration, sans causer d'irritation ni d'inflammation, je ne crains pas d'assurer qu'on réussira toujours, pourvu qu'on attaque la maladie dans son principe ; toute administration interne de médicamens devenant le plus souvent impossible, lorsque la maladie a fait des progrès.

FIN.

www.ingramcontent.com/pod-product-compliance
Ingram Content Group UK Ltd.
Pitfield, Milton Keynes, MK11 3LW, UK
UKHW022315170726
13837UKWH00005BA/2013

9 782329 473741